DE
L'OCCLUSION
Chirurgicale temporaire des Paupières

DANS LE TRAITEMENT

DE L'ECTROPION CICATRICIEL

Par le Dr G. MIRAULT

Chevalier de la Légion d'honneur, lauréat de l'Institut,
Professeur honoraire de l'École de médecine
Et chirurgien en chef honoraire de l'Hôtel-Dieu d'Angers,
Membre correspondant de l'Académie nationale de médecine et de la
Société de chirurgie de Paris,
Membre des Sociétés de médecine d'Angers, de Genève, de Marseille, etc.

MÉMOIRE COURONNÉ PAR L'ACADÉMIE DES SCIENCES.

PRIX BARBIER. 1869.

ANGERS
Imprimerie P. Lachèse, Belleuvre & Dolbeau,
13, CHAUSSÉE SAINT-PIERRE.

1871

DE
L'OCCLUSION
CHIRURGICALE TEMPORAIRE DES PAUPIÈRES
DANS LE TRAITEMENT
DE L'ECTROPION CICATRICIEL

MÉMOIRE COURONNÉ PAR L'ACADÉMIE DES SCIENCES
PRIX BARBIER, 1869 (1)

L'ectropion cicatriciel, au troisième degré et en particulier, celui qui succède aux brûlures profondes de la face, est, à juste titre, considéré comme une des maladies les plus réfractaires à la chirurgie. Aussi que d'efforts déployés, dans le cours des siècles, pour guérir cette dégoûtante infirmité! Antyllus, Celse, Bordenave, W. Adams, Warthon Jones y apportèrent, successivement, le tribut de leurs inventions. Mais leurs méthodes opératoires, quoiqu'elles aient été jugées dignes de prendre rang dans l'histoire de notre art, ne peuvent réussir que dans les cas faibles de l'extroversion des paupières. L'ectropion, à un haut degré, attendait des moyens plus puissants.

Grœfe, de Berlin, imagina, le premier, de faire des emprunts à diverses régions de la face et créa l'autoplastie palpébrale. Des lambeaux pris sur le front, la tempe ou la joue, auxquels l'opérateur ménage un pédicule nourricier, viennent, par une véritable transplantation (méthode indienne), prendre la place des paupières détruites ou défigurées; ou bien encore, ces

[1] Ce prix a été partagé entre l'auteur et le docteur Stiling, de Cassel.

lambeaux, plus à proximité des parties qu'ils doivent restaurer, sont séparés de leurs adhérences normales et viennent, par une sorte de glissement, se substituer aux voiles protecteurs du globe de l'œil (méthode française).

On ne peut le nier, la blépharoplastie réalisa un progrès considérable dans la restauration des paupières, atteintes de renversement. De date récente, elle devint le champ où s'exerça le génie des chirurgiens de notre époque, et en peu de temps surgirent des procédés opératoires très-ingénieux. Cependant, ils ne donnèrent point des résultats satisfaisants. D'ailleurs, la multiplicité de ces procédés faisait assez voir qu'on était en quête de quelque chose de plus efficace. C'est dans ces circonstances que se produisit l'occlusion chirurgicale temporaire des paupières; méthode simple, s'il en fut, et qui, d'abord, fut destinée seulement à combattre l'ectropion double ou simultané des deux paupières.

En 1842, une fille de 28 ans, Marie Raguet, me fut adressée par mon excellent ami le docteur Bigot. Cette fille, portait un ectropion double, au troisième degré, consécutif à une brûlure de la face. Les paupières étaient littéralement confondues, la supérieure avec le sourcil, l'inférieure avec la joue. Pour les rétablir en leur situation naturelle, je les détachai de leurs adhérences cicatricielles ; puis, après avoir avivé leurs bords respectifs, je réunis ceux-ci, entr'eux, par deux points de suture entortillée. Ces bords se soudèrent dans la plus grande partie de leur étendue et les plaies, qui résultaient de la dissection des paupières, se cicatrisèrent, en assez peu de temps, sans nuire à leur adhésion. Au bout d'un an, je coupai les adhérences qui réunissaient les deux paupières entr'elles et je leur rendis ainsi la liberté de leurs mouvements. Leur ouverture naturelle se rétablit et l'ectropion double ne reparut pas[1]. Ainsi, partant de

[1] *Annales d'oculistique*, tome XXV, page 121, avril 1842.

ce fait bien connu que la cause de la récidive de l'ectropion cicatriciel est l'impossibilité de maintenir les paupières en place, après leur réduction par les procédés autoplastiques habituels, l'idée me vint de réunir entr'eux, par la suture, leurs bords libres et de les laisser dans cet état jusqu'à ce que l'effort cicatriciel des plaies se fût épuisé.

On saisit de suite le mécanisme de la nouvelle méthode. Les paupières disséquées et réduites, tendent, durant la période de cicatrisation des plaies, à se renverser de nouveau, la supérieure de bas en haut, l'inférieure de haut en bas. Si donc on les a enchaînées l'une à l'autre, par la soudure de leurs bords, la retractilité de leurs cicatrices respectives, agissant en sens contraire, se contrebalancera nécessairement, et leur renversement consécutif deviendra impossible. Mais alors, pour obtenir un effet permanent et définitif, combien de temps les paupières devront-elles rester ainsi assujetties? lors de ma première opération, en 1842, je ne pouvais l'évaluer que par conjecture. Je supposai qu'il faudrait bien un an. Cette approximation a été justifiée, tout à la fois, par le résultat que j'ai obtenu et par la haute sanction de M. Nélaton qui, dans ses leçons de clinique, à la Faculté de médecine de Paris, a professé la même opinion.

L'antagonisme inodulaire, que met en jeu l'occlusion chirurgicale des paupières, une fois démontré, cette manière de procéder, pour leur restauration, ne tarda pas d'être adoptée. Nélaton, Denonvilliers, J. Cloquet, Gosselin, ces illustres représentants de la chirurgie contemporaine, MM. Huguier, Verneuil, Ollier, Sédillot qui, chaque jour, enrichissent notre art de leurs découvertes, l'appliquèrent sur leurs malades; ainsi qu'en font foi les thèses si remarquables soutenues par MM. Cazelles[1], Filhol,

[1] *Du Traitement de l'ectropion cicatriciel*, 30 juin 1860.
[2] *De l'Occlusion chirurgicale des paupières*, 15 février 1866.

et P.-E. Cruvelhier[1], devant la Faculté de médecine de Paris.

De ces témoignages éclatants apportés à l'occlusion chirurgicale des paupières, peut-on conclure, que, seule, elle peut remplir toutes les indications que l'ectropion cicatriciel peut présenter, dans ses hideuses variétés? Non assurément. Pour triompher d'une maladie aussi rebelle, ce n'est pas trop de faire appel aux divers procédés opératoires que possède l'autoplastie palpébrale. Cependant on peut dire que la fusion temporaire des paupières répond à la principale de ces indications. Sans elle, la blépharoplastie n'offre que des résultats incertains et trop souvent des mécomptes. Ainsi donc, ce n'est pas seulement comme un auxiliaire puissant qu'il faut la considérer, mais plutôt comme une méthode nouvelle, qui est venue combler une lacune considérable dans l'ensemble des méthodes qui l'ont précédée.

L'extroversion simultanée des deux paupières est le cas où l'occlusion chirurgicale trouve son application la plus rationnelle.

Dans l'ectropion unipalpébral les conditions du succès sont différentes. Cet antagonisme cicatriciel, que j'ai signalé ci-dessus et qui joue un si grand rôle, fait ici défaut. En effet, si, dans cette espèce de la difformité, on soude, entr'eux, les bords palpébraux, la paupière saine, naturellement très-extensible et mobile, ne résistera qu'incomplétement à la traction inodulaire de la paupière malade. Alors, on est exposé à voir le renversement se reproduire plus ou moins. Néanmoins, dans cette circonstance désavantageuse, la fusion temporaire des paupières a pu donner encore des résultats assez satisfaisants pour qu'elle se soit introduite dans la pratique habituelle. Je l'ai, moi-même, employée sur l'une de mes opérées, Jeanne Soreau, qui portait

[1] *De l'Ectropion.* Concours pour l'agrégation, 1866.

un ectropion cicatriciel au troisième degré et chez laquelle il n'y a eu qu'une récidive assez légère[1].

Cependant, dans un ectropion d'une gravité tout exceptionnelle, et qui semblait défier nos plus puissants moyens de restauration, il m'a paru indispensable d'apporter au procédé ordinaire d'occlusion, une modification profonde et c'est grâce à elle que j'ai pu obtenir une guérison, qui d'abord m'avait paru au-dessus des ressources de la chirurgie.

Ectropion considérable de la paupière supérieure, suite de brûlure au troisième degré; réduction définitive de cette paupière en sa place naturelle par un procédé particulier d'occlusion palpébrale. (Observation recueillie par M. de Lens, interne à la clinique chirurgicale de l'Hôtel-Dieu d'Angers.)

Evain, Eugène, 42 ans, cordier, entré à l'Hôtel-Dieu, le 11 février 1862, et couché au numéro 74 de la clinique chirurgicale, est d'un tempérament sec, vigoureux et s'est toujours bien porté.

Il y a cinq ans, surpris par les flammes, dans un incendie, il eut tout le cuir chevelu et une partie de la face et des membres horriblement brûlés. La guérison complète se fit attendre trois ans. Aujourd'hui, tout le cuir chevelu est transformé en un vaste tissu de cicatrices et est totalement dépourvu de cheveux. Sur le sommet de la tête, il s'est même reformé une ulcération d'une certaine étendue.

Les deux paupières supérieures sont atteintes d'ectropion, mais à des degrés bien différents.

Le renversement du *côté droit,* bien que complet, ne sort pas des cas ordinaires, et comme il a pu être combattu, avec succès, par des moyens simples, tels que des excisions et des cautérisations de la conjonctive, nous ne nous y arrêterons

[1] *Annales d'oculistique,* tome XXV, page 23, avril 1851.

pas; nous entrerons au contraire dans les détails de l'horrible difformité dont l'œil *gauche* est atteint.

De ce côté, le bord libre de la paupière supérieure est tiré très-fortement en haut et en dehors et circonscrit un espace triangulaire, dont le sommet arrondi atteint l'apophyse orbitaire externe; toute la surface triangulaire, ainsi circonscrite, est formée par la conjonctive palpébrale, d'un rouge vif, et d'aspect granuleux. Sa base égale le diamètre de l'orifice palpébral et sa hauteur est de près de trois centimètres. Les cils qui garnissent le bord de cette paupière, ainsi accolée par son sommet à l'os frontal, sont eux-mêmes appliqués sur la surface cutanée de la région surcilière et confondus avec les poils du sourcil. L'axe de l'ouverture palpébrale est oblique en haut et en dehors; la commissure externe est plus élevée que l'interne de près d'un centimètre. Les mouvements de la paupière sont très-bornés et dans l'occlusion, la paupière inférieure se déplace à peu près seule, pour se porter vers la supérieure. La conjonctive oculaire est injectée à sa partie externe. Un des vaisseaux s'avance sur la cornée, dans l'épaisseur d'un mince ptérigion, qui masque le tiers inférieur du champ pupillaire.

La paupière inférieure présente un peu d'épaississement et de rougeur, sur son bord libre. Elle est dégarnie de cils.

Evain ne souffre pas autrement des yeux. Il s'est habitué à son infirmité et peut même, sans grande gêne, travailler au milieu d'une atmosphère chargée de poussière.

Mais l'aspect, vraiment hideux de l'ectropion de la paupière supérieure[1] et la répulsion qu'il inspire aux personnes qui l'approchent, lui font accepter une opération réparatrice quelle que doive être la longueur du traitement.

Le 25 février, cette opération est pratiquée, de la manière suivante, par M. le professeur Mirault :

[1] Voir, à la fin, la photographie n° 1.

OEil gauche, ablation préalable du ptérigion qui s'avance sur la cornée et destruction des vaisseaux conjonctivaux du voisinage. Immédiatement après le malade est couché sur un lit et chloroformé.

Dessin figuratif du procédé opératoire.

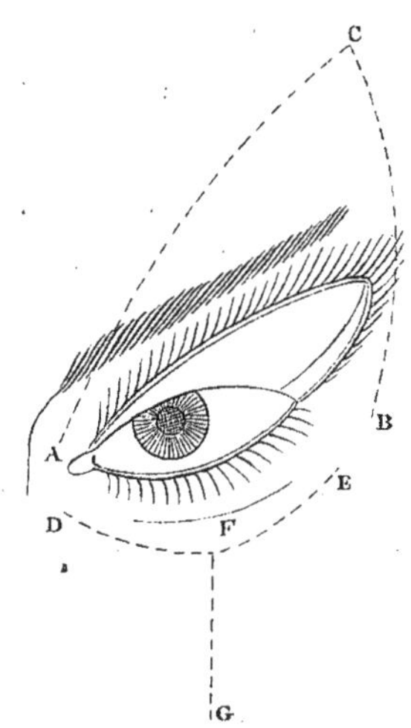

1o Un lambeau de peau, triangulaire, *A B C*, pris sur le front, et circonscrit par une incision parabolique, oblique en haut et en dehors, est disséqué jusqu'au pourtour et un peu au-dessous de l'arcade orbitaire, qui lui sert de base. La dissection de ce lambeau cicatriciel, qui ne manque pas d'épaisseur, a été faite du sommet vers la base, sa hauteur est de 5 à 6 centimètres; le ligament palpébral n'a pas été intéressé.

2o Une incision courbe *D F E*, à concavité supérieure, est pratiquée parallèlement au bord inférieur de l'orbite. Ses deux extrémités *D*, *E* laissent vers chaque commissure, un intervalle *A D* et *B E*, de deux centimètres, environ, de tissus sains, pour la nutrition du lambeau.

3o Une incision verticale *F G*, tombant perpendiculairement en *F*, sur la précédente, forme, avec elle, deux lambeaux *D F G* et *E F G* qui, disséqués de leur sommet vers leur base, s'écartent l'un de l'autre, à la manière de deux volets.

Le lambeau supérieur *A B C* est alors renversé de haut en bas et le bourrelet palpébral qui constitue l'ectropion, repoussé de dehors en dedans, par une sorte d'introversion, est complétement réduit. Son sommet attiré en bas, jusqu'en *G*, dans l'écartement des deux lambeaux inférieurs, est maintenu, dans ce point, par un point de suture entortillée.

Les deux lambeaux inférieurs sont alors rabattus par-dessus le supérieur, qu'ils recouvrent dans une grande partie de son étendue et sont réunis, entr'eux, par deux autres points de suture entortillée. La surface cruentée du lambeau supérieur, d'une part, et d'autre part, les surfaces cruentées des deux lambeaux inférieurs, se trouvent alors en contact et dans les conditions d'une réunion immédiate. Après cette espèce de coaption des lambeaux, on dut encore ajouter deux autres points de suture enchevillée, en *A* et en *D*, pour mieux assujettir, du côté interne, la base du lambeau supérieur sous le lambeau inférieur correspondant. Du côté externe, cette précaution est inutile. Le lambeau supérieur renversé de haut en bas et s'enroulant, en quelque façon, sur sa base, laisse, près des commissures, deux fentes par lesquelles les larmes ont pu s'écouler pendant tout le temps de la cure.

Dix artères environ ont été liées pendant l'opération, entr'autres la surciliaire, l'angulaire et la sous-orbitaire; le malade a perdu une quantité assez considérable de sang.

Telle est, en défininitive, la manière dont a été pratiquée l'occlusion complète de l'œil et dont ont été assurés les rapports du lambeau rabattu.

Le pansement consiste en l'application de plusieurs plaques

d'amadou, qu'on recouvre de gâteaux de charpie et qu'on maintient par le *monocle.*

Pour éviter de donner à cette observation une longueur superflue, je ne consignerai ici que les faits du traitement consécutif, qui présentent un intérêt particulier.

La tuméfaction des paupières et de la joue fut très-modérée. Il n'y eut pas de fièvre pour ainsi dire. Aussi dès le 28 février put-on accorder trois potages.

Le 1er mars, on enlève les deux points de suture inférieurs de l'incision verticale, et ceux qui avoisinent la commissure interne. État général satisfaisant. *Une portion.*

Le 2, la suppuration, plus abondante, oblige à faire le pansement deux fois par jour.

Le 3, suppression du dernier point de suture, celui qui occupait le haut de l'incision verticale. La réunion des deux lambeaux inférieurs s'est effectuée dans toute leur étendue.

Du 6 au 11 mars la granulation se forme rapidement sur toute la surface de la plaie, dont l'aspect est vermeil. Les larmes s'écoulent facilement aux deux commissures par les fentes qu'on y a ménagées. L'œil ne paraît pas souffrir.

Le 18, la plaie prend un aspect plus lisse et son pourtour est couvert d'un liseré cicatriciel déjà assez marqué. On cautérise sa surface avec le nitrate d'argent. Les mouvements de l'orbiculaire commencent à se faire sentir. Vers la commissure interne les bords palpébraux se sont séparés l'un de l'autre, sur une longueur de près d'un centimètre. Le bord du lambeau rabattu qui s'est rétracté au côté interne de sa base, laisse là une ouverture qui tend à s'arrondir par les contractions incessantes de l'orbiculaire.

Le 20, cautérisation de la surface de la plaie, dont la cicatrisation marche régulièrement.

Le 28, l'écartement des paupières qui s'est produit vers la

commissure interne a grandi et s'est étendu environ au tiers de la largeur du lambeau, en ce point. Le malade a pu apercevoir la lumière en portant fortement en dedans son œil gauche. La surface de la plaie est fort réduite.

Le 7 avril, la plaie n'occupe plus, maintenant, au-dessus de l'arcade orbitaire, qu'une surface équivalente à celle de l'ongle. L'ouverture de l'angle interne de l'œil est stationnaire, elle est irrégulièrement elliptique. Autour de cette ouverture, on voit quelques cils dirigés dans divers sens et très-irrégulièrement implantés. La surface du lambeau qui recouvre l'œil, offre l'aspect des cicatrices ; elle se continue avec les téguments de la joue et les deux lambeaux inférieurs, dont la fusion, avec elle, est complète. La fente, ménagée à la commissure externe, n'a pas varié; elle est comme le premier jour.

Le 9 avril, Evain quitte l'hôpital. A cette date quelques points de la plaie n'étaient point encore complétement cicatrisés. La base du lambeau rabattu a subi un retrait transversal, qui réduit, en ce point, sa largeur à 16 millimètres. Au-dessous ce lambeau va, au contraire, en s'élargissant et au point où il se fusionne, sans démarcation bien tranchée avec les deux lambeaux inférieurs, il mesure 34 millimètres.

En somme, bien que le lambeau rabattu, entraîné en haut par le travail cicatriciel, se soit relevé, en dedans, par suite de la rupture des deux points de suture qui avaient été appliqués au-dessous de la commissure interne et qu'une ouverture égale au tiers de la fente palpébrale, se soit formée consécutivement, l'ectropion n'en est pas moins resté réduit. Tout annonçait, au dernier moment, qu'il se maintiendrait dans de bonnes conditions, jusqu'au jour où, par la section des brides cicatricielles on rendrait aux deux paupières enchaînées leur liberté, en même temps qu'on rétablirait leur ouverture naturelle.

Depuis six ans, j'avais perdu de vue Evain quand, de retour

d'un voyage qu'il avait fait, en Portugal, il se présenta chez moi, le 17 mai 1868. Voici quel était alors son état : pendant longtemps la rétraction du lambeau rabattu avait continué et le globe de l'œil s'était, peu à peu, découvert dans ses trois quarts internes. Le quart externe de l'ouverture palpébrale était masqué par un bride charnue très-épaisse, quadrilatère, plus large en bas qu'en haut, de trois centimètres de largeur, en moyenne. Cette bride n'était autre chose que le lambeau supérieur renversé qui, jeté comme sorte de pont de l'apophyse orbitaire externe à la partie supérieure de la joue, maintenait abaissée de plus d'un centimètre, la commissure externe des paupières. Un stylet passé sous elle fit voir qu'elle n'adhérait, en aucun point, aux parties sous-jacentes.

L'indication qui se présentait alors à remplir était de couper la bride ; ce que, par prudence, je crus devoir faire en deux fois.

Le 21 mai, assisté du docteur Meleux, professeur à l'École de Médecine d'Angers, je divisai les deux tiers internes de ce lambeau charnu, par deux sections qui se réunissaient angulairement et interceptaient une petite languette triangulaire. Presque aussitôt la commissure externe remonta à sa place. Une mêche de charpie fut placée dans l'écartement des bords de la plaie et je l'y maintins par un bandage approprié.

Comme il me fut bientôt démontré que la paupière supérieure n'avait aucune tendance à remonter vers l'arcade surciliaire, quelques jours après j'achevai la section de la bride. Une quinzaine suffit pour la guérison de ces petites plaies. A la même époque je fis l'excision de la muqueuse palpébrale supérieure, pour corriger un léger renversement, du bord de la paupière, qui subsistait encore.

État d'Evain le 1er juillet 1862[1] : l'œil gauche, dont la vue

[1] Voir la photographie n° 2.

n'a nullement souffert, s'ouvre largement. La fente palpébrale a sa forme, ses dimensions, et sa situation normales. Seulement la paupière supérieure est surmontée d'une sorte de bourrelet cicatriciel, de moins d'un centimètre de saillie et qui provient de la rétraction, vers son centre, du lambeau rabattu. C'est un reliquat insignifiant d'une infirmité dégoûtante.

La gravité extrême de l'ectropion de mon malade était hors de proportion avec les ressources que présente l'occlusion ordinaire, celle dans laquelle on réunit entr'eux les bords palpébraux. Chez Evain, la paupière supérieure renversée au point d'atteindre la hauteur de l'apophyse orbitaire externe n'aurait point trouvé, dans l'inférieure, un point suffisamment résistant. L'étendue de la plaie résultant de la dissection du lambeau rabattu, son siége au milieu des tissus cicatriciels, qui l'environnaient de toutes parts, tout, en effet, faisait pressentir l'énormité d'un effort rétractile qui, infailliblement, aurait été suivi d'une récidive du mal. C'est alors que je conçus l'idée de prendre un point d'appui, une attache plus solide dans l'épaisseur de la joue. Le lambeau rabattu fixé dans cette région par de larges adhérences, devait y demeurer fortement assujéti.

Le résultat obtenu l'a bien prouvé. Tel a été l'effet de la large bride, qui subsistait encore six ans après l'opération, qu'elle a suffi pour maintenir l'occlusion des paupières, malgré la rupture des deux points de suture, qui avaient été appliqués sur le lambeau rabattu, au côté interne de sa base.

Le nouveau procédé d'occlusion palpébrale, que j'ai l'honneur de soumettre au jugement de l'Académie des Sciences, est particulièrement applicable à l'ectropion qui n'occupe qu'une des deux paupières. Il s'adapte également bien à l'extroversion de l'un ou de l'autre de ces voiles membraneux. Il a été inventé pour un ectropion de la paupière supérieure, mais si l'on avait affaire à un cas d'ectropion de la paupière inférieure, on devrait opérer en sens inverse de ce que j'ai fait sur Evain ; c'est-à-dire qu'on taillerait un lambeau triangulaire, aux dépens de la paupière inférieure et de la joue et qu'après l'avoir renversé de bas en haut on le fixerait, par des points de suture, sous les deux lambeaux d'une plaie en *T* renversé, qu'on aurait pratiquée dans la région surcilio-frontale.

En résumé l'occlusion chirurgicale temporaire des paupières, envisagée dans son ensemble, répond aux indications les plus importantes de la restauration des paupières, atteintes d'ectropion cicatriciel. Plus qu'aucune autre des diverses méthodes qui ont été préconisées pour atteindre ce but, elle est capable de prévenir la récidive d'un mal qui faisait le désespoir des chirurgiens.

Angers. — Imp. P. Lachèse, Belleuvre & Dolbeau. — 1870.

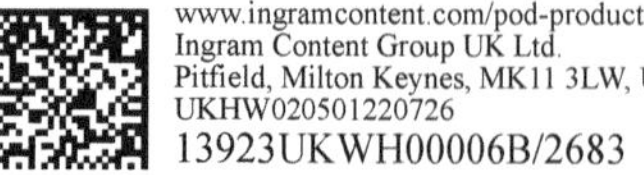
www.ingramcontent.com/pod-product-compliance
Ingram Content Group UK Ltd.
Pitfield, Milton Keynes, MK11 3LW, UK
UKHW020501220726
13923UKWH00006B/2683

9 782019 297350